# El Stress y ¿cómo puedo lidiar con el?

## Guía de Autoayuda

## CLARIBEL SUÁREZ LÓPEZ

### Psicóloga
### Master en Medicina Natural y Tradicional

PAGE PUBLISHING, INC.
Conneaut Lake, PA

Primera publicación original de Page Publishing 2021

ISBN 978-1-66248-898-6 (Versión Impresa)
ISBN 978-1-66248-899-3 (Versión electrónica)

Libro impreso en Los Estados Unidos de América

# Dedicatoria

A mi familia que me apoya cada día.
A los que sueñan por sus metas.
A los que aquí y ahora, trabajan por ese sueño,
que ya es hoy realidad.

# Agradecimiento

*Agradezco a Dios, por darme un día más de vida, que me*
*da la posibilidad que tengo hoy de poder desarrollarme, y seguir*
*en la senda de la Psicología, para poder ayudar a otras personas.*
*A la posibilidad que me da la editorial de publicar mi libro.*
*A familiares y todas las personas que hacen que los sueños sean realidad.*

# Índice

Prólogo...................................................................................9
Introducción ........................................................................11

Origen del término..............................................................15
Estrés fisiológico, psicológico, social. Clasificación ........17
Tipos de estresores según su origen...................................19
Tipos de estresores según el tiempo ..................................20
Fuentes de estrés más frecuentes .......................................22
¿Cómo entender el estrés desde la fisiología?...................24
Proceso Salud–Enfermedad ...............................................26
Estrés y personalidad ..........................................................32
Autoestima............................................................................34
Estilo de vida........................................................................36
El control ..............................................................................37
El afrontamiento ..................................................................38
Apoyo social .........................................................................40
Fortaleza personal................................................................41
Formas negativas de afrontar la vida .................................43
Algunas formas positivas de enfrentar el estrés ...............45
¿Qué es relajación?...............................................................51
Ejercicios de relajación y meditación para aliviar el estrés............52

Conclusión............................................................................55
Bibliografía...........................................................................57
Referencias ...........................................................................61

# Prólogo

Leyendo este libro comprendí que escribir es un gran desafío y que una cosa es ser autor y otra es escribir: porque una cosa es escribir y otra es hacerse leer.

De la psicóloga Claribel Suárez habría que decir muchas cosas hermosas, tanto en lo personológico como en lo familiar y profesional. Yo sintetizaré, desde mis vivencias científicas como colega de trabajo en la Universidad de Ciencias Médicas de Santiago de Cuba, su línea investigativa; impartió cursos de estrés, de terapias cognitivo–conductuales en el alivio del dolor, entre otros; formó parte de la plantilla de profesores de la maestría de Medicina Natural y Tradicional, así como del pregrado en la Universidad Médica de Santiago de Cuba; ha participado en múltiples congresos científicos nacionales e internacionales, tanto de Psicología como de Psicología de la Salud, Psiquiatría y otras ciencias afines; tiene varias publicaciones nacionales e internacionales, además obtuvo Mención en el Premio Anual de la Salud en el año 2000, con su trabajo de culminación de Maestría: *"Combinación de la hipnosis y las terapias cognitivo–conductuales en el alivio del dolor por cáncer"*. Por mucho tiempo estuvo dedicada al estudio del estrés, realizando trabajos de cursos con sus estudiantes de Ciencias Médicas y también con los de la Universidad de Oriente que seleccionaban la temática del estrés y su repercusión en el proceso salud–enfermedad.

Desde la introducción el libro hace referencia a la importancia de enfrentar la vida lo más positivamente posible, y en ello se evoca la resiliencia como capacidad para vencer las adversidades de la vida, tanto emocional como físicamente, en medio de las urgencias del mundo moderno, sus contradicciones y el desarrollo tecnológico que distancia a los seres humanos y acerca a las máquinas. Entonces se puede pronosticar que este libro de autoayuda psicológica cumple su objetivo para la población a quien va dirigida: contribuir a que las personas conozcan científicamente qué es estrés y cómo afrontarlo lo más funcionalmente posible desde sus propios recursos personales.

Resulta fácil la lectura comprensiva del texto de 63 páginas, el cual está escrito con cientificidad, pero no recargado de tecnicismos para que sea asequible y práctica su lectura a cualquier persona, independientemente de su nivel educacional; de ahí que la argumentación que ofrece del estrés sea fácil de comprender tanto desde lo fisiológico, lo psicológico, lo social, como el abordaje de la psicoinmunología, lo cual permite al lector conocer la relación entre emociones y sistema inmunológico. Y con ello incentivar al cambio/ modificación de actitudes en determinados contextos potencialmente estresores para lograr la resiliencia a la que ya se hace mención en el inicio de este prólogo.

La autora aborda las formas negativas de afrontar la vida, las cuales generan conductas negativas que impiden mantener una adecuada comunicación interpersonal funcional, de ahí que los lectores aprendan también a afrontar la vida evadiendo dichas conductas inadecuadas y poner en práctica algunas de las formas positivas que se proponen para afrontar el estrés, según sus posibilidades/recursos reales en cualquier contexto socio–histórico–cultural: todo lo cual ha de contribuir a mejorar la calidad de vida personal, familiar y/o comunitaria.

Doctor C. Juan Lorenzo Columbié Reyes.
Psicólogo, Profesor Titular.
Universidad de Ciencias Médicas.

# Introducción

¿Qué me hizo escribir este libro?

En el colegio las personas recibimos conocimientos de ciencias, como Matemáticas, Física, Química, conocimientos de la lengua natal como Lengua Española, Literatura, así como, de otras lenguas o idiomas, pero, ¿dónde quedan los conocimientos de cómo enfrentarnos a la vida, y que nuestra vida sea lo más positiva posible, e ir en el camino al éxito y la prosperidad?, y si en nuestro hogar no somos enseñados por nuestros padres, ya que en los momentos actuales estamos viendo muchos padres que aún no han concluido la adolescencia y su formación, y ya se han convertido en madres y padres, en conclusión, estos conocimientos no llegan de una forma directa a las personas a través del sistema educativo.

En mi desempeño como psicóloga, durante muchos años e investigado el tema del estrés, es un tema que me apasiona, y quise, de esta manera, llevarte a ti un poquito de estos conocimientos, para enseñarte que cosas pudieras hacer para aliviarte, y sentirte mejor, cuando alguna circunstancia o evento está actuando sobre ti, y sientas que esto se ha convertido en un estrés, y no puedes soportar.

Muchas veces escuchamos hablar del estrés de la vida y de cómo nos afecta, pero muchas personas no se refieren a él en términos de conocimientos, no pueden distinguir si el estrés es la situación que no soportan, o el estado que la persona refleja en sus sentimientos, actitudes, su cuerpo físico y en su yo como integridad, de esa manera, decidí escribir el libro para hacerlo llegar a personas de cualquier nivel escolar, para permitir una comprensión del estrés y como se relaciona con nuestra manera de ver la vida y con nuestra personalidad en general.

En una primera parte les explicaré de donde surgió esa palabra, luego veremos los tipos de estrés según el origen del estresor y el tiempo, también veremos cómo el estrés nos puede hacer desencadenar algún tipo de enfermedad si no lo manejamos adecuadamente, al mismo tiempo, me referiré a cómo nos pudiera afectar, o no, según nuestra personalidad y, finalmente, y no por último aspecto a tratar, deja de ser importante, les facilitare el conocimiento de diferentes métodos de como poder lidiar con este mal que está dañando tanto al ser humano desde hace mucho tiempo, y que se ha incrementado en nuestros días con el que hacer de la vida, ya que esta se torna más acelerada, y el desarrollo tecnológico que nos hace tratar de ponernos a tono o a la par de este.

Cuántas veces he escuchado: "Estoy estresada o estresado", ¿pero qué es en realidad el estrés?

El estrés está inmerso en nuestra vida, vivimos tan aceleradamente que muchas veces no nos damos cuenta como todo gira y gira alrededor nuestro, y si no somos suficientemente capaces de adaptarnos a las diferentes situaciones, ya sea porque somos vulnerables desde el punto de vista biológico, porque nuestro organismo esta débil, o si, emocionalmente, también nos sentimos vulnerables por alguna causa, estaríamos viviendo en un constante estrés. La vida misma trae consigo desafíos, o cosas que, a veces, esperadas o inesperadas, y de acuerdo con el Dr. Raymundo Coen Becor y Dra. Adriana E. Cornejo Stehr implican cierta exigencia para la mente, el cuerpo y las emociones, y que hay que intentar esquivar o saltar. Las personas pueden adaptarse al estrés, y utilizarlo en su provecho, pero cuando el estrés es en exceso e insoportable, puede afectar la calidad de la vida de las personas. El estrés es una fuerza que genera en las personas un impulso a cambiar, crecer, luchar, adaptarse o ceder. (Dr. Coen Becor, Raymundo y Dra. E. Cornejo Stehr, Adriana).

A pesar de todo esto, en la actualidad, muchas personas están sometidas a un exceso de estrés por el ajetreo con que andamos cada día, enfermedades nuestras o de familiares como el COVID-19 y otras, desastres naturales, etc., y su capacidad para hacerle frente, tornándose difícil, muchas veces, poder salir de este, sin ayuda de alguien capacitado que nos haga ver, nos clarifique las diferentes vías por la cual nosotros podremos ir para salir del mismo, o enfrentar nuestra situación, ya que solo, el que está atravesando dicha situación, puede saber la dimensión de la misma, y es un especialista como un Psicólogo, Psiquiatra, Consejero, Trabajador Social, puede ser un Párroco o un representante de la iglesia, que pueda actuar, con la autorización de dicha persona, para brindar "herramientas"(no una pala, pero si métodos o diferentes maneras de enfrentar el suceso), a este individuo, para tratar de resolver la situación, si es posible, o ver desde otra óptica lo que le resulte estresante, ya que lo que puede ser estresante para una persona, para la otra no es, en dependencia de los factores individuales de la personalidad, que hacen a una persona más vulnerable o más susceptible ante una situación a estresarse, factores que veremos más adelante.

# Origen del término

¿Sabes de donde proviene la palabra estrés?

El término tiene sus orígenes en la física como ciencia, se dice que una fuerza proveniente desde el centro de un cuerpo hacia afuera o desde afuera hacia adentro se llama "*strain*", del proceso de fatiga que sufren los materiales con el tiempo, aunque Selye lo introdujo con significado algo diferente. Para Selye, el estrés no hacía referencia a un estímulo (peso o carga), sino a la respuesta del organismo a este; lo utiliza para describir la suma de cambios inespecíficos del organismo en respuesta a un estímulo o situación estimular (Selye, 1956). Se ha comentado que este cambio o vuelco en la concepción del estrés se debió al mal conocimiento del inglés que tenía Selye cuando era estudiante de Medicina de la Universidad de Praga, al confundir el término "*strain*" con "stress" (Labrador, 1995). Selye les dijo, que algo parecido le ocurría con los ratones y que eso sucedía con el resto de los seres vivos.

En la Revista *Nature*, Hans Selye (1956), nos habla del estrés, y fue William Osler, en el siglo XIX, quien introduce el término en la Medicina, refiriéndose al típico hombre de negocio judío de esos tiempos, y nos dice:

**"Viviendo una vida intensa, absorbido en su trabajo, dedicado a sus placeres, apasionadamente dedicado a su casa, la energía nerviosa del judío se ve tensada al máximo y su sistema nervioso está sujeto a ese stress y *strain* que parecen jugar un papel básico en tantos casos de angina de pecho...".**

**William Osler, siglo XIX.**
**H. Selye en su libro "Stress *without* stress".**

De esa manera relaciona las tensiones de la vida con las enfermedades coronarias. Posteriormente, Hipócrates y Platón, filósofos de la época, se sumaron a esta afirmación.

Autores como Sell, Mcgrath, Claude Bernard, Walter Cannon, Benson, Lazarus y Folkman, así como, la Organización Mundial de la Salud (OMS), entre otros autores, han realizado aportes, a el estudio del estrés.

# Estrés fisiológico, psicológico, social. Clasificación

El estrés **es una respuesta adaptativa, en tanto permite mantener el equilibrio del organismo al acudir a las reservas del mismo. El cuerpo trata de regresar a la normalidad a través de los mecanismos normales de regulación, y al no poder lograrlo, pues, acude a las reservas, tal y como cuando una nación es atacada o sufre un desastre, pues, de manera similar, se acude a las reservas que tiene el país para esas situaciones, de la misma manera pudiéramos explicar lo que sucede cuando nos estresamos.**

Los seres humanos estamos propensos al estrés, pudiendo este manifestarse desde el punto de vista físico como psíquico, así como desde el punto de vista social. Cuando hay un cambio en el tiempo, por ejemplo, cuando hay frío o calor extremo, puede causarle estrés al cuerpo físico, y el mismo, como respuesta, puede comenzar a manifestar respuestas desde el punto fisiológico, como alterar la circulación, la respiración y la frecuencia cardíaca tratando de adaptarse a la nueva situación, de igual modo, cuando las personas están en contacto con los virus, las bacterias, las enfermedades y el aire contaminado, también produce estrés al cuerpo físico. Nos referimos al cuerpo físico porque nuestro ser tiene un cuerpo etérico, un cuerpo físico, un cuerpo emocional o astral, un cuerpo mental, y uno espiritual, es decir, rodean a nuestro cuerpo físico estos otros cuerpos. Así, si un virus ha pasado al cuerpo físico, esta enfermedad a nivel físico puede pasar al cuerpo emocional o astral, o si bien es una emoción la que nos enferma, ha pasado por el cuerpo emocional, y si no hemos manejado adecuadamente la situación, tratando de resolver el asunto a través de las relaciones sociales que hemos establecido, ya sea charlando o conversando sobre el tema en cuestión con la o las personas que estén involucradas, que nos mantiene fuera de nuestro control, y no hemos utilizado afrontamientos que nos conlleven a solucionar o ver la situación desde otro ángulo, o forma de ver las cosas, nuestra mente puede enfermar, por ejemplo, podemos sentir ansiedad o depresión, y esta enfermedad a nivel psíquico nos puede llevar a la enfermedad física, pudiendo padecer por ejemplo: diabetes, hipertensión, acidez estomacal y conducirnos a una úlcera, por dejar de comer debido a una depresión y la pérdida del apetito que provoca esta, es decir, en sentido metafórico, dependiendo del cristal con que se miren las cosas las veremos de un diferente color, de esta manera vemos bien clara la relación que existe entre nuestro cuerpo físico y el cuerpo emocional, y la misma relación se da en sentido inverso, de lo emocional al físico, ya que uno incide sobre el otro y viceversa. De otra manera, un evento social o natural puede provocarnos también estrés, digamos, que un cambio brusco en la infraestructura de un gobierno, o desde el punto de vista natural, un desastre, una epidemia o una pandemia, son eventos que, según cada individuo, se percibirán como estresantes o no.

Mencioné la salud física porque considero que este puede ser un factor que, potencialmente, afecte al individuo, aunque hay personas que, por su nivel de fortaleza personal, muestran buen estado de ánimo, aunque estén enfermas, otros factores a considerar son las adicciones al cigarro y al alcohol, que son generadores de estrés o fuentes de estrés, de por sí, aunque también son conductas en las que se refugian las personas cuando están bajo determinadas condiciones estresantes.

Todos necesitamos un equilibrio psicológico y social, al igual que una homeostasis fisiológica. Cuando algo rompe nuestras pautas de comportamiento y modo de vivir, empleamos mecanismos (conscientes o inconscientes), en general también habituales, para solucionar los problemas y restablecer el equilibrio. Una situación nueva en la que nuestras pautas de respuesta habituales son inadecuadas para manejarla, conduce a un estado de desorganización, a menudo, acompañado de ansiedad, miedo, culpabilidad u otros sentimientos desagradables que contribuyen todavía más a la desorganización.

# Tipos de estresores según su origen

Biológicos (virus tales como el COVID-19 y otros, bacterias, etc.).
Psicológicos (divorcio, problemas familiares, muerte de un familiar, otros que amenacen desde lo físico o moral).
Sociales (guerras, hambre, desempleo, migraciones).
Naturales (terremotos, ciclones, temblores, quemaduras, frío, calor).
Económico (bajos ingresos o ingreso nulo, dependencia económica).
Fisiológico (mal funcionamiento de órganos, bajo sistema inmunológico).

# Tipos de estresores según el tiempo

- Agudos: Se manifiestan de manera abrupta, un tanto, sin esperar, ademas su duración es relativamente corta. Ej. Una cirugía, un accidente.
- Crónicos: Pueden durar más de 6 meses y se aprecian cambios importantes en la personalidad. Ejemplo: Enfermedades crónicas, una situación social incluyendo epidemias y pandemias, o interpersonal mantenida.
- Intermitentes crónicos: Ocurren en intervalos de tiempos recurrentes. Ej. Evaluaciones frecuentes: una vez por semana, una vez por mes, una vez por año.
- Secuencia de estresores.

    Una persona que tiene un problema laboral, y como resultado es expulsado de su trabajo, siendo este, el evento que colmó la copa, previo a esto, tuvo llegadas tardes que hizo que le llamaran la atención por reiteradas ocasiones, tuvo dificultades en las relaciones interpersonales con varios compañeros, y finalmente discusiones con el jefe que hacen que sea sacado de la organización, aquí vemos una secuencia de estresores, que son los que dan lugar al evento mayor que trajo consigo la expulsión, y que la persona se sienta mal, manifestando una serie de síntomas de estrés, como ansiedad, depresión, etc.

- Anticipatorio y postraumático: el anticipatorio ocurre cuando la persona comienza a manifestar síntomas antes de que ocurra determinado evento, y su manera de pensar, sentir y actuar cambia, tal, y como si ya estuviera aconteciendo este, pueden aparecer sentimientos de miedo, tristeza, odio, según el caso. Ejemplo: un joven que la maestra le hace un comentario sobre una respuesta que ha dado en clases, y este comienza a decir: "No voy a ir a la escuela, porque la maestra me va decir cosas, me va a tratar mal, se van a burlar de mí", etc., empezando a sentir una variedad de síntomas en los diferentes órganos y sistemas (pudiendo manifestar rash cutáneos, alergias, síntomas respiratorios, del sistema genitourinario, y otros).

- Estrés postraumático: A diferencia del anticipatorio, se manifiesta después que la persona ha atravesado determinado acontecimiento o evento. Digamos que las personas que han sido objeto de violaciones, los que han tenido traumas de guerras, después que estos acontecimientos ocurren, la persona sigue manifestando síntomas por un largo tiempo.

- Estrés laboral o Bournout: se manifiesta en las personas que realizan trabajos de prestación de servicios, que, por el tiempo, y la falta de descanso, comienzan a tener síntomas de estrés, es recomendable, que estas personas que realizan este tipo de trabajo, después de su horario laboral, realicen actividades para desestresarse (ejercicios, caminar, atención de animales o plantas, etc.), y tomen vacaciones con regularidad. Un ejemplo de estos, son las personas que son cuidadoras de otros, ya sean familiares o no (enfermeros, médicos, maestros).

# Fuentes de estrés más frecuentes (N. De Villavicencio; F. Psicología Médica II. 2001)

- ***Ambientales:***
  Ruido.
  Tráfico intenso.
  Contaminación ambiental.
  Tiempo restringido.
  Espacio reducido.
  Falta de privacidad.
  Distancias.
  Inseguridad pública.
  Desastres naturales.

- ***Familiares:***
  Hijos con problemas.
  Esposo (a) ausente.
  Padres (presión, peleas).
  Intrusismo.
  Enfermedades propias y de parientes.
  Muerte de un familiar.

- ***Personales:***
  Inseguridad para el logro de metas.
  Plantearse numerosas metas.
  Exámenes.
  Pensamientos negativos.

- *Laborales:*
  Dinero limitado.
  Jefe exigente.
  Mala comunicación.
  Fricciones laborales.
  Cargas de trabajo.
  Evaluación de desempeño profesional

- *Interpersonales:*
  Comunicación.
  Llegar tarde a una cita.
  Hablar en público.
  Hablar con una autoridad.
  Interactuar con familiares o conocidos.

# ¿Cómo entender el estrés desde la fisiología? (Fisiología del estrés)

¿Cómo entender qué pasa en nuestro cuerpo, cuando estamos ante un exceso de tensión que no podemos saber cómo salir de esta situación?

De manera sencilla les haré llegar a ustedes, en un lenguaje comprensible para todas las personas, considerando cualquier nivel de instrucción, y sin llegar a palabras sumamente técnicas, qué sucede en nuestro cuerpo cuando nos estresamos, ya que el cuerpo y la mente funcionan juntos, cuando sucede algo en la mente, en el cuerpo también pasa algo y, de manera contraria, cuando pasa algo en el cuerpo se refleja en la mente.

Cuando estamos ante una situación estresante, el cuerpo, manifiesta una situación conflictiva de "lucha o huida". Las glándulas suprarrenales segregan adrenalina, sustancia que, junto a otras, van apareciendo en el cuerpo en su deseo de restaurar el equilibrio, en ese reflejo de "lucha y huida", tratando de contrarrestar el estado de sobretensión que se ha producido por la presencia de alguna situación determinada.

*La adrenalina* (que es segregada por las glándulas suprarrenales), entre otras sustancias o neurotransmisores que son segregados bajo una situación de estrés, esta, viaja por el cuerpo elevando la presión sanguínea y la presión cardíaca, se acelera el ritmo respiratorio y se alteran otros procesos corporales. Son liberadas ciertas sustancias u hormonas en nuestro cuerpo, que dan lugar a que sucedan algunos procesos cuando estamos ante una situación de estrés, o ante un evento que nuestro cuerpo no puede controlar, la principal hormona que se libera es el cortisol que es denominado la hormona del estrés.

Ante una situación de estrés ocurre, al mismo tiempo, el aumento del azúcar en la sangre. Se libera grasa al torrente sanguíneo por las células adiposas para aumentar la energía disponible para los músculos. La respuesta ante el estrés es un estado tenso, alerta, excitado, que prepara a la persona para enfrentar el riesgo y los peligros (Zaldívar, D.; 2011), no podemos decir que el estrés actúe en todos los casos de manera negativa, se ha hablado del estrés positivo o eustres, que aparece con la presencia de un evento muy deseado y que es positivo para nosotros, la llegada de un hijo, o encontrarnos con una persona, algo que siempre fue muy anhelado, puede generar en nosotros manifestaciones a nivel fisiológico propias de una situación de estrés, que si lo sabemos controlar y manejar adecuadamente, puede ser como una fuerza que active nuestro sistema inmunológico, sabiendo sacarle provecho a esta situación, por ejemplo, si estamos ante un evento positivo, si tenemos que hacer determinada actividad, digamos, dar una clase, hacer determinada operación en nuestro trabajo, el estrés nos prepara para emprender la acción, es como que nos impulsa a actuar, es la respuesta biológica, fisiológica de nuestro organismo, ante un evento determinado, para enfrentar el riesgo y los peligros, pero en la medida en que vamos adentrándonos en la actividad estos síntomas de estrés van desapareciendo, y el cuerpo se relaja y todo vuelve a la normalidad, algo de estrés en nuestra vida puede ser aprovechada por las personas, ya que esto les permite estar más alertas y muchas veces puede ser útil. Se ha mencionado también el distrés o estrés negativo, este aparece ante eventos que no son agradables para nosotros, y/o que aparecen inesperadamente, sacándonos de nuestro confort y alterando nuestro ritmo de funcionamiento. ¿Cuándo nos empezaríamos a preocupar? Cuando es excesiva la respuesta fisiológica que nos produce, cuando nuestro organismo no puede controlarse por los mecanismos de regulación que son normales, y es entonces que utiliza las reservas del organismo (que existen en los diferentes órganos y sistemas, incluyendo los músculos), y al no poder controlarse, nuestro organismo llega al agotamiento, es entonces que surgen problemas de salud.

# Proceso Salud–Enfermedad

Múltiples enfermedades, entre estas, las enfermedades del corazón o cardíacas, las úlceras, alergias, el asma, las erupciones cutáneas, la hipertensión y hasta el cáncer, pueden estar relacionadas con el estrés, como uno más de los factores de riesgo. Si vamos al momento que vivimos, el COVID 19, se ha convertido en un gran factor de riesgo, pues muchas personas se han visto afectadas, desde el punto de vista biológico, psicológico y social, otras han tenido que vivir momentos que nunca imaginaron, han perdido sus trabajos, y con esto subsecuentemente el daño psicológico que conlleva.

Debemos ser conscientes de que la enfermedad, siempre, es un producto de los sentimientos, ninguna dolencia surge de la nada y tampoco es un castigo. (http://kaipekoppon.blogspot.com/. (2009). Si tomamos en cuenta la relación directa que tienen nuestros pensamientos con nuestros sentimientos, si hemos tenido rabia reprimida, y pensamos mal sobre alguien, al tener ese sentimiento de rabia, que no se ha dejado ir, no se ha soltado a través del perdón, nos va corroyendo por dentro y nos va enfermando, y tampoco es castigo, porque somos nosotros mismos los que con nuestro pensamiento lo hemos mantenido reprimido, como un mecanismo inconsciente, para no solucionar la situación que nos estresó.

El estrés, a la vez, puede causar problemas psicológicos como depresión, ansiedad, apatía, trastornos alimenticios y llevar al abuso del alcohol o de las drogas. Relacionados con nuestra conducta, los malos hábitos pudiendo las personas actuar de forma diferente, y la persona puede afligirse mucho, a otro, puede no parecerle grave o importante.

A muchas personas, las frustraciones y la tensión ambiental de la vida cotidiana les producen un estado de estrés crónico. Digamos que el exceso de ruido ambiental puede convertirse en un estresor, si este es mantenido y la persona no puede controlar la situación, porque en la mayoría de los casos no depende de la persona, con el transcurso del tiempo, esto afecta la salud, que se va desmejorando, principalmente por las bajas en las defensas.

El estrés agudo puede ser causado por infecciones, quemaduras, heridas, cirugías, fracturas y otras, esto puede influir en las necesidades nutricionales, es decir, la persona ante una cirugía puede mostrar menos necesidad de alimentos y, por tanto, se sentirá más vulnerable a estresarse, pudiendo manifestarse así también en las otras causas mencionadas.

Las enfermedades, patologías y lesiones, así como los trastornos emocionales súbitos, también influyen en las necesidades nutricionales, se consume demasiada cantidad de azúcar, cafeína, alcohol, sodio y grasa y muy pocos nutrientes. La mala nutrición puede trastornar el equilibrio general de nutrientes, y un cuerpo mal nutrido es más susceptible a las enfermedades, y las enfermedades generan una mayor necesidad de nutrientes en el cuerpo. (Dr. Coen Becor, Raymundo; Dra. E. Cornejo Stehr, Adriana, 2016).

**Enfermedades asociadas al estrés crónico:**

Enfermedades del corazón.
Diabetes.
Obesidad/sobrepeso.
Cáncer.
Hipertensión.
Desequilibrio hormonal.
Pérdida de peso.
Pérdida de memoria.
Ansiedad.
Depresión.
Síndrome de intestino irritable.
Dolores musculares.

Eczemas y erupciones en la piel.
Exceso de grasa abdominal.

Otras enfermedades autoinmunes como la artritis reumatoidea, el lupus pueden aparecer si en los antecedentes familiares están, y son precipitadas por diferentes situaciones estresantes.

Se han señalado, otros síntomas asociados al estrés, sin que sean considerados como estrés crónico, tal como la pérdida del cabello en algunas zonas de la cabeza, rechinar los dientes y dolor mandibular, esto, muchas veces, puede ocurrir en la noche, y otras veces hasta en el día, aunque usted no se da cuenta porque ocurre inconscientemente, aparición de muchas canas, manchas en la piel, mal funcionamiento de los procesos digestivos, causando algunas veces hasta diarreas o estreñimiento, dolores de estómago, alergias alimenticias o, simplemente, sentir mariposas en el estómago, que es una sensación como de movimientos de cosquilleo en el estómago, sueños recurrentes o repetitivos pueden estar vinculados al estrés, espasmos del párpado o contracciones, acné (el estrés causa inflamación y poros aceitosos, lo cual provoca acné en adultos).

Resfriados frecuentes, este puede estar asociado a causas alérgicas o por un descenso en el sistema inmunológico, por alguna causa psicológica o ante un evento determinado.

Se señala también, entre otros síntomas que pueden estar asociados al estrés, los periodos irregulares o menstruaciones por mucho tiempo y por más de una vez en el mes, también la falta de ella o amenorrea, puede ocurrir cuando estamos ante una situación estresante y no la podemos manejar adecuadamente. Hacer ejercicio ayudará a aliviar el dolor y a reducir parte de su estrés. (https://www.activebeat.com/esp/signos-sintomas/diez-signos-y-sintomas-sorprendentes-del-estres/2015-2019).

La psicoinmunología, una ciencia que estudia la relación entre las emociones y sus manifestaciones y el efecto en el sistema inmune del individuo, el cual se ocupa de defender al organismo de bacterias, virus, etc., esta ciencia, ha prestado una atención especial a las relaciones entre el estrés y el desarrollo de enfermedades por fracaso del sistema inmune. Este tipo de enfermedades, que son causadas por factores psicológicos, fundamentalmente por el estrés, se denominaron tradicionalmente "enfermedades psicosomáticas" y, actualmente, reciben el nombre de "trastornos psicofisiológicos" o "trastornos por somatización".¿Qué ha sucedido?, pues, el cuerpo se ha visto afectado por el estrés, al convertirse en crónico y al no poderse resolver la situación por la vía de las relaciones sociales, es decir, lo que lo provocó, y no saber cómo salir de ella, porque no aprendió a manejar, de una mejor forma, la emoción que le produce una situación, pues, su organismo rompe por el lado más débil de su sistema inmunológico, y enferma.

Mencionemos entre ellas: las úlceras de estómago y duodéno, el asma, el dolor de cabeza crónico, ciertas enfermedades de la piel como eccemas, enfermedades cardiovasculares como la hipertensión, artritis reumatoidea, soriasis, e incluso el cáncer, diabetes, enfermedades del sistema nervioso, según la predisposición genética o antecedentes en su familia.

El estrés reduce su sistema inmunitario y lo vuelve más susceptible a enfermarse. Mientras que obtener la cantidad recomendada de vitaminas y nutrientes y hacer ejercicio regular, ayudará a prevenir y a combatir las enfermedades, un nivel de tensión alto disminuirá su sistema inmunológico, por lo que es importante saber manejar el estrés. (https://www.activebeat.com/esp/signos-sintomas/diez-signos-y-sintomas-sorprendentes-del-estres/2015-2019).

Aún cuando se produzca una relación directa entre estrés y enfermedad, hay que subrayar la importancia que tiene la vulnerabilidad biológica previa o antecedentes familiares. Es la interacción entre la psiquis y la vulnerabilidad biológica, o el lado más débil que cada uno de nosotros tiene en su sistema inmulógico, lo que hace llegar a alguna enfermedad, si las vemos por separado, la situación que causa estrés y los antecedentes familiares, no podríamos explicar el surgimiento de determinada enfermedad.

Mirando la relación desde la psiquis o mente y el soma o cuerpo, el estrés afecta a la conducta, provocando cambios en ella que, a su vez, perturban la salud de la persona. Por ejemplo, una mujer que ha perdido su matrimonio, comienza a comer poco, fumar en exceso, apartarse de familiares y amigos, siente que no vale nada, todo esto la conlleva a sentir depresión, se enferma su sistema nervioso, pero, a su vez, puede aparecer una enfermedad como úlcera, diabetes, hipertensión, etc.

Diferentes investigaciones han demostrado que las personas que experimentan altos niveles de estrés tienden a realizar comportamientos que aumentan su posibilidad de caer enfermos o tener accidentes (Wiebe v McCallum, 1916). (Zaldívar, D.; 2011). Se trata, como se ve, de comportamientos realizados para afrontar el estrés que, habitualmente, tienen eficacia a corto plazo, pero que producen unos efectos negativos a largo plazo.

El estrés puede producir también una conducta de enfermedad, aunque sin producir realmente enfermedad. Este es el caso cuando el estrés genera una variedad de síntomas (ansiedad, depresión, fatiga, insomnio, fallos de atención, etc.). Algunas personas interpretan estos síntomas como "signos" de enfermedad y llevan a cabo "conductas de enfermedad", como buscar tratamiento y ayuda médica. (Lehrer, Paul M.; David H. (FRW) Barlow, Robert L. Woolfolk, Wesley E. Sime).

Inversamente, es decir, partiendo desde el soma o cuerpo a la psiquis o mente, cuando nos enfermamos se produce un proceso de deterioro en nuestro organismo que daña el funcionamiento biológico, psicológico y social del individuo. La salud es considerada, dentro de la escala de valores de una persona, en la mayoría de las sociedades y culturas, como un valor que está en la cima, y que cuenta de gran significación. Considerando esto, al aparecer la enfermedad en la vida de una persona, todo tiende a derrumbarse, supone siempre una situación de crisis, un acontecimiento que genera estrés. Al cambiarse las rutinas o formas de actuar de la persona, va a generar, de por sí, un desequilibrio que, al prolongarse, se convierte en una situación estresante, o sea, que en este caso, la enfermedad es la que se convierte en estresor, causando manifestaciones conductuales que alteran la psiquis como integridad, ya que se va a expresar, no solo en la conducta, sino también en las formas de pensar y en las emociones.

Veamos a una persona con diabetes, que por su enfermedad debe seguir una dieta rigurosa de alimentación, cuidados médicos, esto solamente, los cambios en su vida habitual, genera que también la persona se adapte a estos cambios y a la enfermedad como tal, a tener que tomar medicamentos cada día. Según la personalidad de cada cual, puede que esta enfermedad, como ha ocasionado cambios de conducta, también en sus pensamientos y emociones, porque la persona comienza a decir: "y ahora todos los días un medicamento, y no puedo seguir comiendo igual que como me alimentaba, debo tener restricciones de cantidades y alimentos", puede sentir ansiedad o tristeza. Cada ser humano es único y, por ende, responde ante similares estímulos de maneras tan distintas, lo que a una persona le resulta insignificante a otra lo estresa. Somos diferentes, en tanto, actuamos diferente ante las situaciones que nos presenta la vida.

# Estrés y personalidad

Cada uno de nosotros tratamos, de una manera propia o particular, de lidiar o de intentar resolver los problemas o los eventos que pueden ocasionarnos estrés. En situaciones de estrés se ponen a la luz o aparecen las formas de afrontamiento típicas de cada individuo, las que tienen que ver tanto con su experiencia anterior, su personalidad y sus actitudes, como con la valoración de las circunstancias y el grado de amenaza de los problemas a lo cual se ha de enfrentar.

Al hablar sobre la vulnerabilidad ante el estrés, nos referimos al grado de susceptibilidad de los sujetos a sufrir las consecuencias negativas de este. Cuando nos referimos a la susceptibilidad que podemos tener de sufrir el estrés, se nos hace más fácil que ustedes comprendan mejor al referirnos a riesgo y seguridad. Al estar presentes, mayormente, los factores vinculados con el riesgo, es decir, que predominen estos, aumenta la susceptibilidad, y por ello se es más vulnerable a los efectos dañinos del estrés. Por ejemplo, personas que dentro de su perfil de riesgo tengan: vivir en soledad, sin grupos de apoyo(familiares o amigos con que puedan contar), fumadoras, mala alimentación, nivel inadecuado de autoestima, ya sea por baja o alto, poco control de emociones, mala salud física, vida sedentaria, es decir, sin actividad física o poca, estas condiciones aumentan su riesgo a ser más susceptibles a estresarse bajo determinadas condiciones, lo contrario ocurriría si los factores que predominan o aparecen mayormente sean los de seguridad, que la persona cuente con muchas personas, ya sean familiares o amigos, y con estos tenga buenas relaciones, no fumadoras, alimentación balanceada y saludable, buen control de emociones, buen estado físico, nivel adecuado de autoestima, practica de ejercicios, etc., es decir, sería menos susceptible a padecer síntomas de estrés.

Considerando la evaluación de la seguridad y el riesgo, se pone de manifiesto, que los factores protectores, al aumentar la tolerancia ante los efectos negativos del estrés, disminuyen la vulnerabilidad y la probabilidad de enfermar.

Al evaluar la seguridad y el riesgo, es decir, en qué medida somos más o menos vulnerables, tomaríamos en consideración los siguientes aspectos: autoestima, estilo de vida, control, afrontamiento, apoyo social y fortaleza personal.

# Autoestima

Muchos preguntaran, pero ¿qué es la autoestima?

Es el valor que cada cual se otorga, que es expresado en las actitudes que el individuo adopta hacia sí mismo. Yo diría, en lo que cada cual permite que los demás hagan, en los actos donde está involucrado cada uno de nosotros. Digamos que una pareja tiene malas relaciones, y la mujer deja que el hombre la maltrate, esto estaría en relación con su autoestima, con el valor que ella se da a sí misma, con sus juicios de valor hacia la vida, hacia su persona, a su historia de vida, si fue valorada por la su familia, las personas que la rodeaban, si en su familia vio maltrato, entre otras variables. Distintos autores coinciden en cuanto a la relación existente entre el nivel de autoestima de cada uno de nosotros y la tolerancia al estrés; quiere decir esto que si no nos amamos como persona a nosotros mismos, o nuestro ego o amor propio está muy alto, esto tendría repercusión en como respondemos ante una situación de estrés, implicaría más vulnerabilidad ante el mismo, que reflejan el tipo de relación que los sujetos mantienen con su ambiente y la respuesta de ellos a determinadas exigencias; así como, con la posibilidad o expectativas de control de las situaciones de estrés.

El nivel de autoestima del sujeto, está en relación con el tipo de respuesta y de afrontamiento que se presenta o se da, en situaciones de estrés.

La autoestima puede ser:

Adecuada, si el nivel de tolerancia de nuestra personalidad a las frustraciones coincide con nuestras posibilidades reales de satisfacción.

Inadecuada, si el nivel de tolerancia de nuestra personalidad a las frustraciones está por encima de nuestras posibilidades reales de satisfacción o por debajo de nuestras posibilidades.

Digamos, como ejemplo, que una persona siempre ha tenido todo en su vida, se le ha satisfecho en todo, esta persona tiene mayor vulnerabilidad o es más susceptible de estresarse, y de hecho a frustrarse ante una negativa en el logro de algún objetivo o meta.

# Estilo de vida

Estudios han mostrado la relación existente entre el estilo de vida que las personas muestran y el proceso salud-enfermedad. Un estilo de vida saludable constituye un importante factor en la configuración del perfil de seguridad. (Zaldívar, D.; 2011).

Cuando nos referimos al estilo de vida saludable, estamos poniendo en evidencia comportamientos que disminuyen los riegos de enfermar, mencionemos entre estos comportamientos, el poder tener una autorregulación de nuestras emociones, un buen régimen de ejercicios, hábitos adecuados de sueño, una dieta saludable, donde exista balance de alimentos ricos en carbohidratos, proteínas, frutas, vegetales y lácteos, tomar tiempo para la distracción; contar con amigos o familiares en un momento determinado, así como, mantener el control en algunos casos, y evitar el abuso de otras sustancias, como la cafeína, nicotina y alcohol; así como, una correcta distribución y aprovechamiento del tiempo, el no tener tiempo para hacer las cosas, por mala planificación, nos conlleva a estresarnos.

Una vida desorganizada, sin horarios para realizar las actividades, lo que conduciría a premura o falta de tiempo para poder hacer las cosas, presencia de hábitos tóxicos, como beber alcohol, drogas, mala alimentación, trayendo como consecuencia la falta de nutrientes, sumándose a esto, desorganización en los horarios de sueño y vigilia, y poca práctica de ejercicios, que conduciría a aumentar la vulnerabilidad de una persona a estresarse.

# El control

Cuando nos referimos al control, estamos hablando del manejo que una persona puede hacer de la situación o eventos, que le están causando el estrés, es una de las variables más importantes en cuanto al manejo del estrés. Así, que, las personas que manifiestan, o perciben algún control sobre las situaciones o eventos estresantes, aumentan el grado de tolerancia al estrés y reducen la severidad de sus efectos negativos.

Por otra parte, los sujetos que se perciben como portadores de una baja capacidad de control del medio, suelen ser más vulnerables en su afrontamiento a los eventos estresores.

El autor Rotter se refiere al control externo como el "Locus de Control Externo". (Lugar de Control Externo), estas personas, según nos explica el autor, atribuyen los resultados obtenidos a fuerzas externas que están fuera de su control; digamos que una persona, atribuye su estrés a que otra, le habló de una forma descompuesta en un momento determinado, es decir, coloca fuera de su persona la respuesta, se la atribuye a otro, y no, a su poco control de la situación, mientras, que los sujetos con un control interno o el "Locus de Control Interno". (Lugar de Control Interno), establecen una relación directa entre sus comportamientos y los refuerzos y resultados que obtienen, en este caso la persona se da cuenta que se estresó cuando la otra persona le habló, porque hoy él no se encontraba en buen estado de ánimo.

# El afrontamiento

Los afrontamientos o maneras de enfrentar el problema, también están relacionados con el estrés, algunas personas se centran o dan mayor importancia al problema, y tratan de cambiar la situación, o intentan solucionar el problema, otras se centran en la emoción que le produce la situación de estrés, estos tratan de cambiar la respuesta emocional, si se entristeció o se deprimió, o viceversa, actuó con ira y fue violento, la persona trata de cambiar la respuesta que se tuvo ante el evento o situación. La manera en que se hace puede ser considerado como un mediador de la reacción emocional frente a situaciones estresantes; incluyendo tanto mecanismos de defensa clásicos, como diversas conductas o estrategias para enfrentar los estados emocionales negativos; solucionar problemas, disminuir la respuesta o activación fisiológica (sudoración, taquicardia, etc.).

Según se ha señalado (Zaldívar, D.; 2011), las principales funciones del afrontamiento son:

- Intentar la solución del problema.
- Regular las emociones.
- Proteger la autoestima.
- Manejar las interacciones sociales.

El utilizar un tipo de afrontamiento u otro, ya sea, centrado en la emoción o centrado en el problema, no se ha descartado, que uno sea mejor que el otro, todo depende del contexto, del momento en el cual son utilizados, estando esto, en relación con la vulnerabilidad y posibilidad o no de enfermar.

No pretendemos que la persona diga: "Estoy haciendo las cosas mal", y todo quede ahí, sino, que se dé cuenta, de cuáles son las mejores formas de afrontar su situación, y que utilice estas, de acuerdo con el contexto en que ocurre su situación.

# Apoyo social

El hombre es un ser social, es en sociedad que puede vivir y desarrollarse y no de manera aislada. Se ha considerado por muchos autores, que los contactos positivos, ejercen gran influencia como mediadores del estrés, y de manera particular se ha demostrado a través de las investigaciones el papel protector del apoyo social ante situaciones de estrés.

Consideramos de importancia resaltar, que, el contar con apoyo social, que el individuo tenga personas en las cuales apoyarse en una situación determinada, actúa como un importante modulador del estrés, quiere decir esto, que su presencia y su percepción aumenta la sensación de control y dominio ante situaciones estresantes, ofrece una guía y orientación para la acción, contribuye a identificar recursos personales y sociales, pudiendo el individuo darse cuenta, y utilizar ciertas conductas en otros momentos similares, mejorando la forma de asumir personalmente los acontecimientos. Por tanto, cuando tenemos personas positivas que nos apoyen ante determinada situación que pueda ser valorada por alguna persona como estresante, esto puede hacer que la misma tenga mejor control de ese evento, puede hacer que esta relación haga que la persona identifique recursos personales y sociales que permitan el manejo de la situación y no sea vulnerable a estresarse.

Si una persona tiene una enfermedad, esto puede convertirse en un estresor, en dependencia de la personalidad que la enfrenta, si la persona cuenta con una pareja o familiares allegados que la apoyen, esto es un factor que mitiga el efecto de la enfermedad como factor que pueda generar estrés.

# Fortaleza personal

Entre las características que se han considerado que permiten el aumento de la tolerancia al estrés, está la fortaleza personal, a la que algunos autores se refieren como personalidad resistente. El Dr. Orlandini, en su libro "*Sociología del Estrés*", se refiere a personalidades duras y personalidades blandas (Orlandini, A.; 1991), resumiendo esto, podríamos decir, que las personalidades duras son las que tienen posibilidad de resiliencia, a las que llaman resistentes, son las que son capaces de recuperarse de situaciones traumáticas, de readaptarse e incorporarse nuevamente a la sociedad, en tanto las débiles, son más vulnerables a estresarse.

Para que se considere a una persona con fortaleza personal, se evalúa la presencia de los siguientes aspectos: grado de compromiso que los sujetos asumen con lo que emprenden, la tendencia a evaluar las dificultades como reto, como algo que pone a prueba sus capacidades y no como una amenaza; el sentimiento de control sobre las propias circunstancias y la tendencia a enfocar los problemas de forma realista y con optimismo, centrado en la acción y la búsqueda de alternativas variadas de posibles soluciones.

Como elementos a destacar que contribuyen a la fortaleza personal, se han de tomar en cuenta, el sistema de valores y creencias personales, y la visión del mundo que tenga el individuo, que le posibilitan enfrentar con firmeza y optimismo las dificultades y situaciones estresantes. Puede que una persona con determinada creencia, por ejemplo, crea en Dios o en algún santo, piense, y así lo crea, que este lo protege, y otra persona, sea atea, sin ninguna creencia, pero con determinada filosofía de vida, o argumentos o formas de pensar sobre la vida, que, en determinada situación, según lo que piense, pueda sentirse protegido o más fuerte. Otros que son ateos, pero que no cuentan con una filosofía de vida suficientemente argumentada, los hace débiles ante un momento, que puede pasar desapercibido por la otra persona, que si cuenta con valiosos argumentos que lo hacen fuerte, otros pueden, además, sentir un sustento, un apoyo, desde el punto de vista espiritual.

No obstante, el hecho de que la persona no cuente con todos estos elementos respecto a la fortaleza personal, en un nivel alto, no significa que el individuo no manifieste un perfil de seguridad, lo importante es la tendencia positiva con la cual se expresan estos factores, la expresión de una tendencia negativa nos conduciría a un perfil de riesgo.

Si somos consciente de la importancia que tiene el incremento de los factores que nos protegen y la reducción de aquellos que nos hacen más vulnerables ante un evento determinado, esto, significa que nuestra resistencia ante el estrés es mayor, pues, vale la pena trabajar en estos factores que nos protegen, y su incremento; más adelante haremos referencia a estos cuando hablemos de las formas positivas de enfrentar el estrés.

De manera general hay dos formas de afrontar, responder y reaccionar a las situaciones problemáticas, conflictivas, frustrantes de la vida (Zaldívar, D.; 2011):

- Negativas, inadecuadas o erróneas.
- Positivas, apropiadas o acertadas.

Escribiendo sentí una atracción a decirles solamente cómo asumir mejores formas de afrontar la vida, pero, ¿cómo darse cuenta que están asumiendo conductas negativas, para en base a la concientización de ellas, asumir formas positivas?

# Formas negativas de afrontar la vida

Las reacciones negativas, son aquellas, en las cuales, actuamos por lo general guiados por la reacción meramente instintiva, y muchas veces, nuestra manera de pensar se encuentra distorsionada, donde se involucra o participa en primera instancia, la subcorteza cerebral (el sistema límbico, amígdala, corteza orbito–frontal), y a nuestro entender, pensamos que estamos haciéndolo bien, pero, en realidad, nos están conduciendo a mayor estrés, y a largo plazo nuestra personalidad no va a contar con mecanismos adecuados de afrontamientos.

Las siguientes, son formas de conductas negativas: *llorar, gritar, golpear, discutir, alejarse, aislarse, esconderse, dar de lado o dar la espalda, mostrando una conducta de huida, de querer alejarse, hacerse daño, lesionarse, lesionar a otro.* A pesar de que estas son reacciones negativas, puede que, en algún momento, el dar un grito, o golpear una mesa, puedan servir para sacar nuestro estrés momentáneamente, que, no debe convertirse, en un mecanismo permanente para aliviar nuestro estrés.

Muchas veces reaccionamos con: *temor, cólera, ansiedad y desesperación,* que nos llevan a desorganizar nuestra personalidad, y lejos de mejorar la situación, tienden a complicarlas.

Pudieran decirme, pero esto me hace sentir mejor, sí, en un primer momento se libera un poco de ansiedad, pero, esta conducta no resuelve los problemas y a la larga, nos conduciría a una enfermedad, pudiendo manifestarse una depresión, un estado ansioso, una hipertensión, una diabetes, etc.

Otra forma errónea de afrontar los acontecimientos que se nos presentan es: *Pensar de forma equivocada sobre la realidad que nos circunda, llegando a concebir la realidad deformada, amenazante, por prejuicios, sentimientos de inseguridad e inferioridad, que nos hacen sentir inseguros, y debido a esto, tomamos acciones erróneas.* Digamos que, constantemente, nos sentimos amenazados por los demás, e interpretamos una mirada o un gesto y pensamos que se están burlando de nosotros, porque la autoestima está baja y no nos damos valor a nosotros mismos. Esto, aumenta nuestra vulnerabilidad a estresarnos, porque nuestro control lo pondríamos sujeto a circunstancias externas, o sea, son los otros los que provocan mi intolerancia, y no mi interpretación de la realidad de manera distorsionada.

*Conductas rígidas, repetitivas, neuróticas.*

Estas se manifiestan cuando el individuo expone conductas repetitivas, a veces, sin darse cuenta, perdiendo la adaptación a los cambios del medio que de manera circunstancial ocurren, el individuo es incapaz de ver y aprender mejores soluciones a las situaciones que se presentan, y continúa repitiendo los mismos esquemas de comportamiento que él o ella han incorporado a lo largo de la vida. Por ejemplo, una persona tiene siempre una manera de limpiar su casa, o de lavar la ropa, y se enferma, un familiar viene a ayudarla, y esta se muestra más afectada, y dice: "Yo no hago eso así", y se torna rígida, neurótica porque sus hábitos se han formado de una manera, que no permite ver que las cosas se pueden hacer también de forma diferente, mostrándose rígida en su pensamiento, y esto la estresa aún más.

Cuando reaccionamos de forma positiva, nos sentimos mejor, solo es cuestión de adaptarnos a un nuevo estilo de respuesta, que a mi entender es saludable y mucho más sencillo, al principio nos cuesta un poco, pero si hacemos el esfuerzo, nuestro procesador mental lo hará, pues es ese, nuestro cerebro, el que da las órdenes para que actuemos de una forma u otra. El actuar con una mejor forma de afrontar la vida, nos hará más saludables, y esto contribuirá a incrementar nuestro sistema inmunológico.

# Algunas formas positivas de enfrentar el estrés

- Desde el punto de vista cognitivo o de nuestra forma de pensar:

  - *Reconocer que se encuentra estresado.* ¿Cuáles son sus síntomas?, o, ¿en qué forma lo está afectando?, es la primera manera de poder actuar ante el estrés.

  - *Modificar la forma de pensar sobre lo que lo está estresando, es decir, poder ver desde otro enfoque o prisma, las cosas.* Según el cristal con que se miren, o la perspectiva que tengamos de las cosas, así es el enfoque que tendremos de ellas. Una persona que está atravesando una enfermedad crónica, o un familiar es el que la padece, si esta no es posible curar del todo, aceptarla con fe, que es posible aliviar, y mantener la idea de que tú o la persona afectada, aún son valiosas y pueden hacer cosas desde otra perspectiva, a lo mejor no las que hacían antes, pero si otras donde desarrolles otro tipo de habilidades.

    Ante cualquier situación, que le esté provocando estrés, y usted sienta o le parezca que no puede manejarla, y esta, sobrepasa su nivel de tensión, *busque ayuda profesional*, no dude en hacerlo, puede acudir a un maestro, o puede acudir a un psicólogo, psiquiatra, consejero, trabajador social.

  - *Exprese sus emociones.* Converse con alguien de su confianza sus pensamientos y emociones. Al mismo tiempo que usted busca ayuda profesional, le da la oportunidad de expresar sus emociones.

– *Practicar meditación.* Que es centrarse, es ponerse en conexión con el universo, es tener 5 o 10 minutos al día para disfrutar el silencio y sentirnos calmados y sosegados, pudiéramos acompañarnos con una música de fondo y de inciensos, así actuará la aromaterapia sobre nosotros.

– *Practicar ejercicios de relajación.* Respirando hondo (inhalar) y luego soltar la respiración por la boca lentamente (exhalar), así tratamos de tomar el control de la situación, y desde el punto de vista fisiológico, ayudaría a dar una mejor respuesta, y a tomar un poco más de calma.

– *Reconociendo que el otro no es únicamente el causante de lo que pasa, sino, que esa es una respuesta de mi actitud inicial,* debemos darnos cuenta, que en nuestra vida somos un reflejo, tal y como si miráramos a un espejo, como actuamos, se nos devuelve, pensemos siempre en hacer el bien, y si confrontamos situaciones conflictivas, ya que la vida trae consigo altas y bajas, tratemos de pensar y de enfrentarla positivamente, buscando la mejor manera de resolver el conflicto.

– *Enfocándome en mis tareas, y en la resolución de ellas, y no en fijarme si el otro me lleva un paso por delante, ni pensar que el otro me quiere hacer daño.*

– *Hacer visualizaciones.* Creando en mi mente imágenes positivas sobre lo que está pasando. Puedo provocar una sanación desde una visualización, viendo que se está sano, haciendo en nuestra mente todas las actividades como si no pasara nada, o imaginando un determinado tratamiento para la cura y muchas cosas más, sin abandonar el tratamiento inicial. De la misma manera, en otras situaciones también puedo hacerlo, siempre y cuando yo sea capaz de ir tomando el control de la situación, sugerimos que lo haga de manera sistemática, pues, los cambios en nosotros, y en los demás, comenzaremos a verlos a partir de nuestra tercera semana, es desde entonces, que es posible ver los cambios conductuales, pero, tengo que en realidad creer lo que estoy imaginando, para ver en mi realidad. Muchas veces sucede, que la persona dice: "Yo imaginé, y no vi nada", imagine todos los factores que estén involucrados, si lo hace un día, y otro deja de hacerlo o de pensarlo, se pierde el efecto, desde el punto de vista energético, ya que nuestros pensamientos tienen energía, ellos fluyen en nuestra mente, como cuando tiramos una piedra a un río o lago, que aparecen círculos concéntricos en el lugar donde cayó la piedra.

— *Pensar en positivo me ayudara a ver las cosas diferentes.* Piense positivamente, son nuestros pensamientos, los que nutren a nuestros sentimientos, y de hecho finalmente a nuestras acciones, si pensamos en positivo, nos sentiremos mejor emocionalmente, y esto, nos conducirá a mejores tomas de decisiones respecto a nuestras acciones, de esta manera, las energías que converjan a nuestro alrededor, estarán a favor nuestro, y de las acciones que tomemos.

— *Practicando el perdón.* Así nos liberamos de remordimientos, de sentimientos negativos como la rabia o ira, que lo que hacen es enfermarnos por dentro, porque al no encontrar salida mediante las relaciones sociales, siendo capaces de hablar con la persona, si es una situación de conflicto, o buscando otras vías de solución, si es un acontecimiento que no pudiera eliminarse, o aparentemente pudiera no tener solución, vivir el proceso hasta llegar a la aceptación. Enfermedades crónicas, muerte de un familiar, desalojos, son perdidas tanto materiales como espirituales, que si tratamos de evitar vivir la situación, será peor, ya que nuestro organismo enferma, al no tener desahogo, ya sea a través del llanto, conversaciones con otra persona, o de otra manera, donde nos sintamos relajados, pues, de lo contrario, llegamos a enfermarnos, ya sea desde el punto de vista biológico, somatizando o psicológicamente.

— *Amándonos como persona.* Para incidir de esta manera en nuestra autoestima, tratando que esta sea adecuada. Tener siempre en el pensamiento frases como: *"Yo soy una persona valiosa, yo soy inteligente, yo puedo hacer las cosas que me propongo, yo soy una persona buena y generosa"*, etc. Puedo escribir estas autoafirmaciones en un papel o cuaderno todos los días, esto hará que vaya ganando en confianza, o simplemente mirarte al espejo y decírtelas.

— Desde el punto de vista de tu conducta, puedes hacer diferentes actividades, no quiere decir, que las hagas todas, esta es solo una guía, tú puedes hacer otras actividades en tu tiempo libre, que te permitan tener tu mente relajada.

— *Salir a caminar.*

— *Observar el paisaje.*

— *Escuchar música a niveles adecuados de volumen.*

— *Pintar.*

— *Bailar.*

— *Hacer manualidades.* Como papel mache, que es hacer diferentes figuras y cosas de papel, pegadas con pegamento, hacer flores de papel, coser, insertar y hacer pulseras o collares.

— *Hacer alguna labor que nos guste, por ejemplo, jardinería, el cuidar plantas, animales.* Nos hace sentir bien.

- *Practicar ejercicios físicos. Practicar un deporte específico (fútbol, voleibol, basquetbol y actividades recreativas donde disfrute con familiares o amigos).*

- *Ingerir alimentos sanos o naturales.* Si nos alimentamos balanceadamente, pues, las sustancias que son secretadas en nuestro cuerpo y cerebro, son sustancias que permiten mantener nuestro cuerpo saludable, nuestro sistema inmunológico se mantiene en buenos niveles, que harán que mantengamos mejor control de la situación. De otro modo, cuando tenemos una dieta no saludable, son secretados en nuestro cuerpo sustancias que facilitarán, el mantener esas emociones negativas que estamos experimentando cuando estamos atravesando una situación de estrés.

- *Eliminar hábitos tóxicos, como el alcohol y las drogas.* De esta manera evitamos que permanezcan circulando, en nuestro cerebro, y nuestro cuerpo, sustancias que hacen se mantenga ese estado de poco control de emociones.

- *Tomar suficiente agua.* Así nuestro cuerpo está oxigenado y es más difícil que tengamos algún desmayo debido a alguna situación emocional.

- *Formando una red de amigos y familiares positivas con las que podamos contar en un momento determinado.* Podemos compartir con ellos, si así lo deseamos. Los grupos de apoyo sociales ayudan a evitar y mitigar el estrés, jugando un papel importante, la familia.

- *Planificar adecuadamente nuestro tiempo, y las actividades a realizar.* Mantener una organización del tiempo y las actividades es una de las cosas que podemos hacer para evitar estresarnos, ya que la urgencia temporal tiende a estresar a las personas. Si debe llegar a una hora determinada al trabajo, y no se planifica adecuadamente, según el tiempo que se toma en prepararse, y la falta de tiempo para poder llegar a la hora indicada, sería muy estresante, y si esto ocurre cada día, se va haciendo crónico, sumado a esto, las características de personalidad que pudiera tener un individuo, digamos, si es una persona que actúa con ansiedad como rasgo o como características propias, esto se lo incrementaría. Por eso recomendamos *planificar adecuadamente el tiempo*.

— *Tomar un descanso o pequeñas vacaciones puede hacer bien.* Si podemos ir al mar, este nos permitirá renovarnos con energía nueva.

— *Dormir ocho horas diarias, un buen horario de sueño ayuda a mantener las energías, y a mantenernos menos vulnerables a estresarnos.*

— *Siendo agradecidos con todo lo que llega a nuestras vidas.* Esta filosofía de vida nos hace estar en congruencia con el universo, y así atraer las energías positivas.

— *Practicar juegos de mesa o entretenimientos.* (Parchis, ajedrez, domino, cartas, capitolio, etc.). El juego actúa positivamente sobre el sistema inmunológico.

# ¿Qué es relajación?

Es un estado en el que nos sentimos con mucha serenidad en todo nuestro cuerpo, nuestros músculos están relajados, y nuestra mente también, sentimos mucha paz interior. Y, ¿cómo lograr este estado? Se preguntarán. Pues, nos apoyamos de las *técnicas de relajación,* para lograr esto. ¿Y qué son estas técnicas?, para lograr esto la persona se apoya en métodos, procedimientos o una actividad que ayude a la persona a relajarse, es decir, reducir su tensión física y/o mental. Generalmente permiten que: el individuo alcance un mayor nivel de serenidad y sosiego, reduciendo sus niveles de estrés, ansiedad o ira.

La relajación de la tensión muscular, el descenso de la presión arterial y una disminución del ritmo cardíaco y de la frecuencia respiratoria, son algunos de sus beneficios en la salud. La relajación física y mental está íntimamente relacionada con la alegría, la calma y el bienestar personal del individuo. (http://es.wikipedia.org/wiki/T%C3%A9cnica_de_relajaci%C3%B3n).

# Ejercicios de relajación y meditación para aliviar el estrés

Algunos métodos pueden efectuarse mientras se realizan otras actividades, por ejemplo, *la autosugestión y las oraciones,* puede usted estar montando bicicletas, en el gym haciendo ejercicios, caminando, y puede estar haciéndose autosugestiones, como decirse a sí mismo: "Yo soy una persona valiosa"; "Yo soy fuerte", o puedes estar haciendo una oración que sientas que te da paz y tranquilidad. También se ha demostrado que la escucha de ciertos géneros musicales (*musicoterapia*), como la música la New Age o Nueva Era, y la música clásica (instrumental), pueden mejorar la relajación mental y el bienestar personal. Se preguntaran, ¿qué es la música Age o Nueva Era? Según la Enciclopedia Wikipedia: "El New Age es un género musical, creado por diferentes estilos cuyo objetivo es crear inspiración artística, relajación y optimismo. Suele ser utilizada por los que practican yoga, masaje, meditación, y lectura como método para controlar el estrés o para crear una atmósfera pacífica en su casa o en otros entornos, y suele asociarse al ecologismo y a la espiritualidad New Age". (http://es.wikipedia.org/wiki/T%C3%A9cnica_de_relajaci%C3%B3n). Suelen utilizarse también sonidos de la naturaleza para provocar estados de relajación, así como sonidos de tambores que conducen a estados hipnóticos.

Cuando estamos de *buen humor*, sonreírnos al nuevo día, esto puede hacer que, fisiológicamente, nuestro cuerpo esté mejor preparado para ciertas situaciones, y esto le permita sortearlas o pasar por ellas de una mejor manera. Las personas de algunas culturas, utilizan el humor para reírse de sus problemas económicos, y esto les ha permitido sobrevivir a los mismos.

Algunas formas de relajación utilizan la respiración para centrarse:

*Relajación diafragmática de Wolf:* esta consiste en inflar el abdomen cuando inhalamos o agarramos el aire, y después dejarlo ir lentamente, una vez que lo hemos sostenido ese aire por unos minutos, puede ser contando, si contamos hasta el 8 para inhalar o agarrar el aire, contemos el doble, es decir, hasta 16 para soltarlo o exhalarlo.

*Desensibilización sistemática de Jacobson:* esta se basa en el esquema tensión-relajación, si estamos tensos, el efecto contrario, que es la relajación, no está presente, pero si estoy relajado, tampoco podrá estar presente la tensión, no podrán existir al mismo tiempo o coexistir.

Puedo lograr la relajación, cuando voy paulatinamente tensando o apretando las diferentes partes del cuerpo, esto puedo hacerlo, empezando desde los pies hasta llegar a la cabeza, pasando por todas las partes del cuerpo, tensando o contrayendo, y luego soltar lentamente.

*Entrenamiento autógeno de Schulz:* este consiste en lograr un estado de relajación en la medida que vamos sintiendo diferentes sensaciones, por ejemplo, pesadez, calor, frío. Los ejercicios que más se utilizan son:

*Ejercicio de Pesadez:* lograr la sensación de pesadez en todo nuestro cuerpo, yendo por las diferentes partes, una a una, comenzando por los pies hasta la cabeza, si lo prefieres puedes comenzar por los brazos, luego las piernas, la cabeza, hasta, finalmente, sugerir que mi cuerpo está completamente pesado.

*Sensación de calor:* me sugiero calor en las diferentes partes del cuerpo, similar a como lo hizo para la sensación de pesadez.

*Relajación del plexo solar o parte superior del estómago:* donde está el músculo llamado diafragma. Esta se utiliza mucho para problemas digestivos, sugiriendo la sensación de relajación a ese músculo que es el diafragma, sugiriendo, que está muy relajada esa parte de mi cuerpo, sintiendo una sensación muy agradable, sintiéndome muy bien, y esto hace que desaparezcan las sensaciones que antes sentía en mi estómago, ya que no podrán coexistir ambas sensaciones.

*Relajación cefálica o de la cabeza*: sugiero que mi cabeza está fría, muy fría, que mi mandíbula esta suelta, muy suelta, y así repitiéndomelo varias veces voy a hacer que mi cerebro realmente lo crea, el cerebro no sabe delimitar si es verdad o no, y al repetirlo termino creyéndolo. Al aplicar estas técnicas, ha de considerarse el nivel de sugestionabilidad de la persona, de ello dependerá el éxito en la realización de la misma.

Otros métodos que nos ayudan con la relajación son:
(http://es.wikipedia.org/wiki/T%C3%A9cnica_de_relajaci%C3%B3n)

- Control de la respiración.
- Visualización de imágenes mentales agradables.
- Yoga.
- Tai Chi.
- Chi Kung.
- *Bodywork.*
- Masaje.
- Acupuntura.
- Reflexoterapia.
- Autocontrol.

# Conclusión

A través de este libro o guía para manejar el estrés, quise llevarte a ti una visión de lo que significa el estrés, que te ayudarán a enfocarte, en cómo ver las situaciones a las que nos enfrentamos de una manera más positiva, no desde el conflicto, sino desde la solución; a contar con un arma, una herramienta, para defenderte del mismo, en el caso en que te veas inmerso en él. Estas actividades, entre otras, que cada uno pueda realizar, con el deseo de sentirse calmado o aliviado de una situación, van encaminadas a tener una mejor salud mental, y si tenemos salud mental, contribuimos a nuestra salud en general, ya que la salud no solo es biológica, sino también, psicológica y social.

Considero, que estos conocimientos te hayan servido, para aprender cómo manejar una situación determinada, para tratar de mantener el ajuste o control de tu persona, si lo tratas, lo logras, si el hombre establece metas, es posible irlas logrando, no hay nada que el hombre, no alcance, si este se lo propone, siempre y cuando se enfoque en sus metas, podemos decirnos a sí mismos, yo sí puedo mantener mi control, esto me estimula a hacerlo. Contamos con la herramienta más poderosa que es la mente humana, aprender a utilizarla, es nuestro mayor reto, si lo hacemos podemos vivir mejor, que es lo que cada cual debemos proponernos, tener una mejor calidad de vida. Considerando la importancia del tema, he decidido continuar escribiendo sobre el mismo, profundizando en algunas de las formas en que pudiéramos manejar el estrés de manera más específica, profundizar en los aspectos, fisiológicos, su vinculación con el deporte, la alimentación, el género, mostrar evidencias de investigaciones que se han realizado, de esta manera, podrá ser utilizado el libro por especialistas de la Medicina, la Psicología y el Deporte.

# Bibliografía

Clavijo, P; A. *Las tendencias al afrontamiento, el estrés y la actitud.* La Habana Psicosalud: 2005.

N. De Villavicencio: F. *Psicología Médica II.* La Habana, Cuba: 2001.

Suárez, L; C.., Cobian, M; A., Blanco, T I.; *Mesa Redonda, Estrés y Enfermedad* Congreso Psico-salud 2007. Encarta 2007.

Suarez, L.; C. Conferencia *"Estrés Personalidad y Enfermedad".* Santo Domingo. RD: 8vo. Congreso Psicología Caribeña, 2012

Suarez, L; C. *Hipnosis y terapias cognitivas conductuales en pacientes con vitíligo.* Santiago de Cuba: Hipnosantiago 1999.

Grau, A. J., Hernández, M. E., Vera, V. P. *Estrés, salutogénesis y vulnerabilidad... Psicología social de la salud. Psicología de la Salud: fundamentos y aplicaciones.* Guadalajara: Centro Universitario de Ciencias de la Salud; 2005.

Grau, A. J. *Estrés, salutogénesis y vulnerabilidad. Repercusiones para la psicología de la salud contemporánea. Psicología de la Salud: fundamentos y aplicaciones.* Guadalajara: Centro Universitario de Ciencias de la Salud; 2005.

Morales, C. F. *El estrés psicológico en el riesgo de enfermar: su atención en el nivel primario.* Revista Cubana Medicina General Integral. Enero–Marzo 1991; 7(1):27–47.

Zaldívar PD. *Psicología, salud y bienestar.* Ediciones Liber. Ciudad de La Habana: Instituto Cubano del libro; 2011.

Gutiérrez, Vicente, *El estrés posible detonador de problemas de salud. Economista:* México, 21 de septiembre de 2017

Jordan Maspons A. *Folleto complementario de psicología.* La Habana: Editorial Pueblo y Educación; 1989. p. 173. 5.

Orlandini, Alberto, *Sociología del estrés*. Santiago de Cuba: Ed. Oriente, 1994

Orlandini, Alberto, *Fondo de Cultura Económica*, México: 2012. Formato Electrónico.

Ospina, E. A *Síntomas, niveles de estrés y estrategias de afrontamiento en una muestra de estudiantes masculinos y femeninos de una institución de educación superior militar: análisis comparativo.* (Tesis de maestría. Universidad católica de Colombia facultad de psicología maestría en psicología Bogotá, D. C., Colombia, enero de 2016)

*El estrés, qué es y cómo evitarlo.* www.estrescronico.com.

Rodríguez, Marín; J. *Estrés psicosocial y enfermedad, psicología social de la salud*, capítulo 4 (Páginas 75 a 91. Editorial Síntesis S. A. Madrid, España, 1995).

Enciclopedia Medica. *Técnicas de relajación para el estrés.* https://medlineplus.gov/spanish/ency/patientinstructions/000874.htm, (última revisión 8–3–2018). Versión en inglés revisada por: Linda J. Vorvick, MD, Clinical Associate Professor, Department of Family Medicine, UW Medicine, School of Medicine, University of Washington, Seattle, WA. Also reviewed by David Zieve, MD, MHA, Medical Director, Brenda Conaway, Editorial Director, and the A.D.A.M. Editorial team. Traducción y localización realizada por: DrTango, Inc.

Activebeat, *Diez signos y síntomas sorprendentes del estrés.* https://www.activebeat.com/esp/signos-sintomas/diez-signos-y-sintomas-sorprendentes-del-estres/? (Consultada en 2019).

Revistas bolivianas, *El estrés un problema de salud del mundo actual.* http://www.revistasbolivianas.org.bo/scielo.php Ávila, Y, (30 de julio de 2014).

AACAP, *Como se puede ayudar a los adolescentes con estrés.* www.aacap.org/AACAP/*Families_and_Youth/Facts_for_Families/FFF-Spanish*/Como se puede ayudar a los adolescentes con Estrés. American Academy of Child and Adolescent Psychiatry. No. 66 (Revisado 01–02–2015)

Universidad de Chile, *Reconocer, prevenir y afrontar el estrés académico.* Centro de Aprendizaje Campus Sur. www.uchile.cl/portal/

presentacion/centro-de-aprendizaje-campus-sur/114600/
reconocer-prevenir-y-afrontar-el-estres-academico. (2015).

American Cancer Society, *6 consejos prácticos para manejar el estrés.*
www.cancer.org/es/noticias-recientes/6-consejos-practicos-
para-manejar-el-estres.htm 6 consejos prácticos para manejar el
estrés *American Cancer Society.* Traducción por Claudia Conti y
Rafael Delfín-Davis. (1 abril de 2019).

Steps for living, *Como manejar el Estrés. Pasos para una vida.* https://
stepsforliving.hemophilia.org/es/primer-paso/vida-familiar/
como-manejar-el-estres (2015)-

Sanchez, S., P., *Aprende técnicas y consejos para reducir el Estrés.* https://
blog.cognifit.com/es/manejar-estres/Manejar Manejar el Estrés.
(24 de julio de 2017).

Enciclopedia Médica Medlineplus, *Manejo del Estrés.* U. S.
*Library of Medicine.* https://medlineplus.gov/spanish/ency/
article/001942.htm. (6 de noviembre, 2019).

*Comprendiendo el estrés crónico.* https://www.apa.org/centrodeapoyo/
estres-cronico.

El Estrés y su Salud. Archivo PDF. Dic 2004 (citado en diciembre
de 2013). Disponible en: http://www.pdfspanish.net/pdf/b2r/
art237culo-original-el-estr233s-y-la-salud-mental-en-el-.html

Martínez C. L. *Estrés crónico afecta su intestino.* Publicado por
Mercola, 2012. Disponible en: http://espanol.mercola.com/
boletin-de-salud/el-estres-cronico-afecta-su-intestino.aspx

González Valdés TL. *Estrés Úlcera Péptica.* Indexmedico (Internet).
2008. (Actualizado el 1 de julio de 2008; citado el 15 de enero
del 2013). Disponible en:
http://indexmedico.com/publicaciones/indexmed_journal/
edicion5/stress_ulcera/gonzalez_valdez.htm

# Referencias

Wikipedia, Categorías: Psicoterapia, Medicina complementaria, *Relaxation: surprising benefits detected.* http://es.wikipedia.org/wiki/T%C3%A9cnica_de_relajaci%C3%B3n.

Lehrer, Paul M.; David H. (FRW) Barlow, Robert L. Woolfolk, Wesley E. Sime (2007). *Principles and Practice of Estrés Management, Third Edition.* pp. 46–47. ISBN 159385000X.

Zaldivar, Dionisio, *Estrés, factores protectors.* Psicología y salud. La Habana: 2011.

psicopsi.com, *Estrés como causa de enfermedad, Estudio del Psicoanálisis y Psicología.* 2006–2019.

Orlandini, Alberto, *Sociología del estrés.* Santiago de Cuba: Ed. Oriente, 1994.

Activebeat, *Diez signos y síntomas sorprendentes del estrés.* https://www.activebeat.com/esp/signos-sintomas/diez-signos-y-sintomas-sorprendentes-del-estres/2015-2019.

The Spital of the Self, Enfermedad y sanación. http://kaipekoppon.blogspot.com/. (2009).

Dr. Coen Becor, Raymundo y Dra. E. Cornejo Stehr, Adriana, *Alimentación: estrés y nutrición.*

Shaliia Shar&Dom y Bodo J. Baginski. *El gran libro de los Chakras. Conocimiento y técnicas para despertar la energía interior,* Pag. 5, Editorial EDAF, España 2011.

# Sobre el Autor

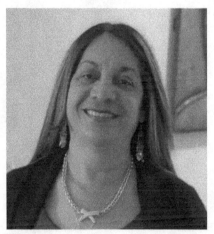

Claribel Suárez López tiene un BD. en Psicología (1983), por la Universidad de Las Villas, Villa Clara, Cuba, evaluada por la *American Association of Collegiate Registrars and Admissions Officers US (AACRAO)*, por la *Word Communication International US,* además, un Master en Medicina Natural y Tradicional (1999), por la Universidad Médica de Santiago de Cuba, Cuba, evaluada por *Word Comunication International. US,* Diplomada en Hipnosis Terapéutica (2001), por la Universidad Médica de Santiago de Cuba, Cuba. La autora tiene 30 años de experiencia profesional, proporcionando cuidado directo y apoyo a niños, jóvenes y adultos en medio clínico y educacional.

Recibió cursos de MDRE (2002, 2001) por la Asociación Europea de MDRE, Terapias Cognitivo-conductuales (2001, 2003), Energía Reiki (2001, 2002, 2003) por la Asociación Española de Energía Reiki, Desarrollo de la Psicología de las Edades (1987), Psicología Infantil (1989), Computación (*Microsoft Word, Power Point, Excel*) etc. Impartió cursos de postgrados acerca de la Terapia Cognitivo-conductual e hipnosis en diferentes tipos de pacientes (2000, 2001), Manejo del estrés (2003), Diplomado de Hipnosis Terapéutica, en Cuba y Panamá (2002, 2003). Participó en diferentes conferencias nacionales e internacionales (5to, 6to, 8vo Congreso de la Asociación de Psicología Caribeña (República Dominicana 2007, 2010, 2012), por la Asociación Cubano-Francesa de Psiquiatría (2001, 2004) APAL (1992) ALAPSA (1994), Psiquiatria.com (2001, 2002, 2003, 2004, 2005, 2006, 2009), entre otros. Fue parte de tribunales de exámenes, tutora en trabajos de diplomas en pregrado y postgrado, en la Universidad Médica de Santiago de Cuba y la Universidad de Oriente. Obtuvo Premio Anual de la Salud (2000) Santiago de Cuba, Mención "Combinación de terapias cognitivo-conductuales e hipnosis en el alivio del dolor por cáncer". Cuenta con múltiples publicaciones científicas.

CPSIA information can be obtained
at www.ICGtesting.com
Printed in the USA
BVHW071930100621
609270BV00004B/595